Docteur

DE LA CURE
DES PHLÉBITES

PAR LES

EAUX MINÉRO-THERMALES

DE

Bagnoles-de-l'Orne

DE LA CURE DES PHLÉBITES

PAR

Les Eaux Minéro-Thermales

DE

BAGNOLES-DE-L'ORNE

PAR LE

Docteur ALFRED BARRABÉ

Médecin consultant attaché à l'Établissement thermal
Médecin de la Compagnie des Chemins de fer de l'Ouest
et de l'Hôpital-Hospice de Domfront
Médecin inspecteur des enfants du premier âge,
des Écoles, des Enfants assistés de la Seine
Médecin-major de 2ᵉ classe de l'armée territoriale
Secrétaire du Conseil d'hygiène de l'arrondissement de Domfront

Médaille de Bronze de l'Assistance publique de Paris
Officier d'Académie
Médaille d'honneur du Ministère de l'Intérieur

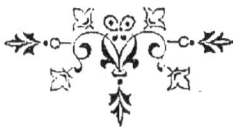

DOMFRONT
IMPRIMERIE GAIGÉ
—
1895

DU MÊME AUTEUR

Étude sur les **Eaux de Bagnoles-de-l'Orne**, 1894.

Étude des lésions cardiaques dans le cours de la phtisie pulmonaire chronique.

Étude sur l'alcoolisme : Influence de la loi du 17 juillet 1880, sur le nombre des débits de boissons, sur le chiffre des condamnations pour ivresse publique, des morts accidentelles déterminées par excès de boissons, des folies et des suicides de cause alcoolique (En collaboration avec M. Bottet, substitut du procureur général d'Amiens).

Mémoire couronné par la Société française de tempérance. — Concours de 1886. — Premier prix.

Les Syndicats médicaux (En collaboration avec le docteur Legallois, de la Ferté-Macé).

AVANT-PROPOS

Guidé par les conseils d'un de nos éminents maîtres, M. le Dr Léon Labbé, membre de l'Académie de médecine, chirurgien des hôpitaux de Paris, nous nous sommes adonné d'une façon toute spéciale à l'étude de l'action des Eaux de Bagnoles-de-l'Orne sur la circulation veineuse, et à l'examen des ressources thérapeutiques qu'elles peuvent nous fournir dans le traitement des Phlébites.

En limitant ainsi le champ de nos investigations et en concentrant nos efforts sur la cure d'une affection aussi grave pour la vie des malades que rebelle aux divers moyens mis à notre disposition par l'arsenal thérapeutique, nous sommes convaincu que nous avons choisi la voie la plus sûre et la plus rapide pour arriver à la solution de cette question.

Aussi, aujourd'hui, pensons-nous que le moment est venu de livrer à la publicité le résultat de nos recherches, et que nous pouvons le faire avec l'autorité nécessaire que peut seule donner une expérience déjà longue.

Nous ne nous sommes point dissimulé les difficultés de notre tâche ; nous soumettons, toutefois, cette étude, avec une entière confiance, au bienveillant examen de l'Académie de médecine, dans l'espoir de l'intéresser, et à la loyale critique de nos confrères, avec le désir de leur être utile.

Nous serons amplement dédommagé si notre œuvre peut rendre service aux malades, et contribuer enfin à la notoriété et à la prospérité d'une station thermale encore trop peu connue.

Dr BARRABÉ.

CLINIQUE ET CHIMIE

« *Si les substances signalées par la chimie représen-
taient d'une façon absolue le principe actif des
Eaux, il devrait exister entre ces Eaux et ces
substances une relation telle que le mode d'action
des premières ne ferait que traduire le degré
d'activité des secondes. Ainsi une Eau faible
posséderait des sels peu actifs ; au contraire, une
Eau forte serait nécessairement liée à une minéralisation énergique. Or, toutes ces déductions de
la théorie reçoivent trop souvent de l'observation
le démenti le plus formel. Non seulement il
n'existe pas de liaison constante entre la composition des Eaux et la manifestation de leurs effets
thérapeutiques, mais on rencontre à chaque pas
de telles oppositions, de tels contrastes, qu'il
serait peut-être plus exact de dire que certaines
analyses sont moins aptes à guider le médecin
qu'à l'égarer.* »

CONSTANTIN JAMES & AUDHOUI.

LES EAUX DE BAGNOLES-DE-L'ORNE

Les Eaux minéro-thermales de Bagnoles-de-l'Orne, classées, par Pâtissier et Isidore Bourdon, dans les Eaux salines, par Rotureau, dans les carboniques faibles, par Ossian Henry, parmi les Eaux chlorurées-sodiques, avec traces d'arséniate de soude, et par J.-B. Dumas, dans la catégorie des Eaux silicatées, avec traces d'acide phosphorique et de lithine, ont été considérées dans ces dernières années, par M. Durand-Fardel, comme appartenant au groupe des Eaux indéterminées.

La principale source de la station est la Source Thermale ou Grande Source ; les principaux éléments qui entrent dans sa composition sont la silice (0 gr. 1820), le chlorure de sodium (0 gr. 1270), le sulfate de soude (0 gr. 1510) et l'alumine oxyde de fer (0 gr. 0170) ; son débit est de vingt-cinq mille litres à l'heure, et elle est plus que suffisante pour alimenter la buvette et les moyens balnéaires de l'établissement ; sa température varie entre 26 et 29 degrés centigrades.

L'Eau de cette source est limpide, transparente; des bulles de gaz viennent en grand nombre se dégager à sa surface; sa saveur n'a rien de désagréable, un peu fade seulement; son odeur est à peu près nulle, tout au plus légèrement sulfureuse, par suite de la décomposition, au contact de l'air, d'une partie des sulfates qu'elle renferme, ou de leur rencontre dans le sol avec des matières organiques; onctueuse au toucher, grâce à la barégine qu'elle contient, elle donne à la peau une douceur sans égale.

De l'examen de sa composition chimique, en présence de sa minéralisation faible, mais complexe, et en l'absence surtout de principes minéralisateurs dominants [1], on ne saurait déduire, d'une façon précise, ses applications thérapeutiques; n'en est-il pas de même, d'ailleurs, pour une foule d'Eaux minérales renommées, et cela ne peut-il point tenir aussi aux moyens d'investigation encore trop imparfaits que la science met à notre disposition.

Aussi, pour préconiser et recommander les Eaux de Bagnoles-de-l'Orne, nous contenterons-nous

---

[1] On ne pourrait sérieusement considérer comme un principe dominant les 18 ou 20 centigrammes de silice que cette source renferme par litre et qui forment soit avec la lithine, soit avec la potasse ou bien encore avec l'alumine, des silicates de lithine, de potasse ou d'alumine. (Analyse d'Ossian Henry).

d'invoquer les résultats remarquables et incontestés de l'observation clinique.

Administrées avec succès, dans un grand nombre de cas, les Eaux de Bagnoles-de-l'Orne appartiennent, disait le professeur Pidoux, dans un intéressant rapport présenté, en 1868, à la Société d'hydrologie de Paris, à l'occasion d'une étude du Dr Bignon, « à cette classe d'Eaux médicinales qui ne sont pas franchement minéralisées et qui conviennent à un grand nombre de maladies dont le caractère est aussi de se montrer ni bien franches, ni bien simples. »

Toutefois, si leurs applications thérapeutiques sont variées, elles sont loin de présenter la même importance, la même valeur dans les diverses affections où elles ont été utilisées.

L'expérimentation a permis, en effet, de constater certaines applications spéciales qui forment, pour ainsi dire, la caractéristique, la raison d'être de notre station thermale, nous voulons parler de l'emploi des Eaux de Bagnoles dans la cure de la Phlébite.

DE LA PHLÉBITE

La Phlébite a été signalée par les accoucheurs au commencement du siècle dernier, observée et étudiée ensuite par Mauriceau, Puzos, White, Davis Guthrie, Breschet, Legroux, Bouillaud; mais il faut arriver à l'année 1830 pour voir cette affection entrer dans une phase nouvelle et vraiment scientifique.

« L'expression de Phlébite dont je me suis constamment servi, écrit Cruveilhier, pour caractériser l'oblitération veineuse par concrétion sanguine adhérente, aussi bien que l'oblitération veineuse par suppuration, prouve assez que je considère ces deux ordres d'oblitérations comme le résultat de l'inflammation de la membrane interne des veines.

Dans nos idées, pour qu'il y ait Phlébite spontanée ou non traumatique, il faut de toute nécessité une cause d'irritation qui agisse sur les parois veineuses; or, cette cause d'irritation ne peut lui arriver que par le sang.

Ce sang, chargé de principes irritants, enflamme les parois veineuses et le premier phénomène de cette inflammation, c'est la coagulation du sang. »

Cette nouvelle doctrine est bientôt admise par tous les cliniciens, notamment par Audral, Piedagnel, Trousseau, etc.; mais, en 1845, Bouchut y apporte quelques restrictions, et, un peu plus tard, Virchow en devient un dangereux adversaire, en prétendant « remplacer les expressions un peu mystiques de Cruveilhier par la simple expression des faits. »

Pour Virchow, la Phlébite n'est plus la cause de la coagulation, elle n'en est que l'effet, c'est la théorie de la coagulation spontanée de la Thrombose dont le Dr Lancereaux établit les lois mécaniques et qui va régner, pour ainsi dire, sans opposition jusqu'en 1874.

C'est alors que le professeur Vulpian intervient pour réagir à son tour contre les opinions du savant anatomo-pathologiste allemand et remettre en honneur les idées émises par Cruveilhier.

« Les coagulations marastiques sont-elles vraiment spontanées? Leur formation n'est-elle pas précédée par le développement d'un état morbide des parois des veines? Il me semble difficile, dit Vulpian, qu'il en soit autrement, car on ne voit pas pourquoi le sang se coagulerait d'emblée, et pourquoi les coagulations naîtraient plutôt dans certaines veines que dans d'autres... Il y a évidemment là quelque lésion, non connue jusqu'ici, qui modifie les propriétés vitales de la membrane interne des veines. »

Enfin, dans ces dernières années, les savantes recherches de Weigert, Dunin, Cornil, Babès, Widal, Quénu et Vaquez ont donné raison à l'éminent professeur de la Faculté de Paris, et désormais la Phlébite est acceptée par tous, comme une inflammation des veines, accompagnée ou non de coagulations intraveineuses.

Causée tantôt par un traumatisme des veines, soit accidentel, soit déterminé par l'intervention chirurgicale, tantôt par des exercices violents ou l'impression du froid, la Phlébite se manifeste encore comme complication des maladies infectieuses, telles que la fièvre purulente, la fièvre puerpérale, la fièvre typhoïde, la pneumonie, l'érysipèle, l'influenza, ou d'intoxications telles que le saturnisme. On rencontre également cette affection dans le cours de maladies diathésiques comme le rhumatisme, la goutte, la syphilis, et, enfin, dans la dernière période d'états cachectiques dus à la chlorose, à la tuberculose ou au cancer.

La Phlébite présente dans son évolution des phases aussi nombreuses que variées et dans tous les cas un caractère grave ; elle se localise généralement sur les veines des membres inférieurs, atteignant tantôt les vaisseaux superficiels et tantôt les vaisseaux profonds ; et les nombreux accidents qui lui font cortège et en éternisent la durée

découragent le médecin et font le désespoir des
malades.

Avec les symptômes habituels qui caractérisent
l'inflammation des veines ou leur oblitération et que
nous passerons sous silence, on constate l'existence
de troubles moteurs, sensitifs et trophiques qui appa-
raissent tantôt de bonne heure, tantôt tardivement et
font penser que si l'altération des vaisseaux tient
dans la Phlébite le premier rang, les modifications
survenues du côté du système nerveux, notamment
des nerfs périphériques, ne doivent point être consi-
dérés comme quantité négligeable et qu'il importe
pour le clinicien d'en tenir compte, tant leur rôle est
considérable au point de vue de la symptomatologie,
comme du traitement.

Du côté de la motilité, c'est d'abord l'impossibilité
d'exécuter le moindre mouvement pour le membre
atteint; en un mot, nous sommes en présence de
l'impotence fonctionnelle bientôt suivie d'une complication redoutable, l'atrophie musculaire qui ne
s'explique pas seulement par le repos obligatoire et
souvent insuffisant auquel les malades sont soumis,
mais encore par les altérations phlébitiques des *vasa
vasorum* qui ont quitté le domaine des hypothèses
pour devenir la réalité, ainsi que l'a démontré le
Dr Quénu.

Comme troubles de la sensibilité nous signalerons des fourmillements continuels, des élancements très douloureux ; quelquefois toute la région atteinte demeurera insensible (anesthésie) ; dans d'autres circonstances, la sensibilité sera plus vive (hyperesthésie).

Parmi les troubles trophiques qui ne sont pas les moins importants, nous indiquerons l'œdème dont la fréquence est excessive, puis la dilatation variqueuse, le purpura, et enfin le pied bot phlébitique décrit par le professeur Verneuil et qui a été l'objet d'une thèse fort intéressante d'un de ses élèves, notre confrère, le Dr Paulin.

Ces quelques considérations pathologiques sur la Phlébite nous ont paru indispensables avant d'aborder le traitement de cette redoutable affection.

Dans cette étude, nous n'avons point la prétention, bien entendu, d'indiquer ou de discuter le traitement des Phlébites à la période aiguë, cela ne rentre pas dans nos attributions spéciales ; nous devons nous préoccuper seulement des graves conséquences qu'elles entraînent et examiner les moyens qu'il convient d'opposer aux accidents qui leur survivent, tels que l'oblitération des veines atteintes par l'inflammation, l'inertie de leurs tuniques, l'œdème des membres, les contractures névropathiques et les déformations atrophiques qui condamnent les malades à une inaction absolue pendant des mois, voire même des années.

Nombreuses sont les médications qui ont été tentées dans ces circonstances; les énumérer constituerait un travail encombrant et inutile, puisque le succès n'en couronne pour ainsi dire jamais l'application; nous ferons toutefois une exception pour le traitement que conseille ordinairement dans la Phlébite puerpérale, un de nos excellents maîtres, le professeur Pinard, et qui consiste dans l'usage de compresses trempées dans une solution saturée de chlorhydrate d'ammoniaque et maintenues sur les membres atteints de Phlébite, jusqu'à production d'un erythème vésiculeux; ce mode de traitement a donné des résultats satisfaisants consignés dans la thèse de Mlle Rosenthal, et cités par MM. Ribemont-Dessaignes et Lepage, dans le précis d'obstétrique que nos éminents confrères viennent de publier.

Mais, lorsque toute médication est devenue impuissante contre la Phlébite, il y a lieu alors d'avoir recours aux Eaux minérales qui constituent d'importantes ressources thérapeutiques; et, parmi les stations balnéaires qui se réclament de la guérison des Phlébites, Bagnoles-de-l'Orne marche au premier

rang et est indiqué de la façon la plus formelle ;
j'ajouterai même que nos Eaux minéro-thermales
constituent pour les Phlébites un traitement vraiment
spécifique qu'on ne trouve dans aucune station de
France ou de l'étranger.

Aussi, l'emploi des Eaux de Bagnoles-de-l'Orne
a-t-il été suivi de guérisons nombreuses, rapides,
absolument inespérées ; et l'on peut proclamer aujourd'hui, sans crainte d'être taxé d'un enthousiasme
qu'après tout, le succès, non seulement excuse-
rait, mais légitimerait, que la cure des Phlébites
est devenue le triomphe de notre station balnéaire.

Cette propriété spéciale, pour ainsi dire merveil-
leuse des Eaux de Bagnoles-de-l'Orne, est encore
peu connue ; bon nombre de nos confrères l'ignorent
ou manifestent à son endroit un scepticisme bien
explicable, en raison surtout de ce que nos prédé-
cesseurs n'ont pour ainsi dire rien écrit sur cette
question et que les propriétaires de l'établissement
thermal ont pensé pendant trop longtemps, que la
publicité n'était point nécessaire, les bons effets des
Eaux devant suffire à faire affluer les malades dans
la station.

L'action des Eaux de Bagnoles sur la Phlébite,
a été surtout mise en lumière, et pour la première

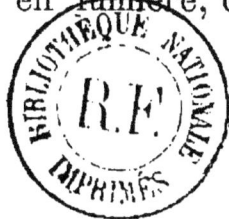

fois, par un des médecins les plus distingués, les plus compétents dans les questions d'hydrologie, M. le Dr Rotureau.

Avant de se consacrer d'une façon toute spéciale et avec le talent que chacun lui connaît à l'étude des Eaux minérales, M. Rotureau exerça la médecine pendant quelques années à Alençon, vint souvent à Bagnoles. Les résultats de sa pratique lui démontrèrent (1) que l'application extérieure des Eaux de la source thermale donnait des résultats remarquables chez les femmes nouvellement accouchées, atteintes de Phlébite.

Mis au courant des puissantes propriétés des Eaux de Bagnoles contre la Phlébite, par le Dr Rotureau, un de nos excellents maitres, M. le Dr Léon Labbé, n'a cessé d'envoyer, dans notre station thermale, de nombreux malades et a toujours obtenu, ainsi qu'il nous le répétait récemment, les résultats les plus étonnants.

Notre regretté confrère, le Dr Joubert, médecin inspecteur des Eaux de Bagnoles depuis 1869, n'était pas moins affirmatif et s'exprimait ainsi en 1880 : « L'action physiologique des Eaux sur la circulation veineuse donne à cette station thermale une

---

(1) Nous tenons ce renseignement de notre confrère lui-même.

spécialisation thérapeutique que nous ne saurions trop recommander aux praticiens ; tous les cas de Phlébite que nous avons traités jusqu'à ce jour ont été guéris. »

En 1882, un élève de M. Léon Labbé, notre confrère Levassort, de Mortagne, signale à son tour dans sa thèse inaugurale intitulée : « *Le Rhumatisme chronique en Normandie et Bagnoles-de-l'Orne* » un certain nombre de Phlébites traumatiques guéries par les Eaux de Bagnoles.

Enfin, en 1890, le D* Joubert confirme de nouveau, en ces termes, les résultats de son expérience : « Il est une maladie que nous traitons victorieusement à Bagnoles-de-l'Orne, sans nous rendre un compte exact du *modus faciendi*, c'est la Phlébite... Depuis vingt ans nous avons traité un grand nombre de malades atteints de Phlébite et nous n'avons enregistré que des succès plus ou moins complets, selon la gravité ou l'ancienneté de la maladie. »

Mais comment expliquer ces résultats si heureux qui démontrent, de la façon la plus précise, l'action énergique et puissante des Eaux de Bagnoles-de-l'Orne contre la Phlébite, et qui donnent à notre station thermale, pour nous servir de l'expression de Durand-Fardel, *un cachet de spécialisation sur la circulation veineuse ?*

Les hypothèses, certes, n'ont point fait défaut ; mais elles n'ont plus cours dans le domaine fécond de la science et dans notre siècle de critique minutieuse.

Convient-il d'invoquer la minéralisation des Eaux de Bagnoles ? Leur thermalité doit-elle être mise en cause ? Faut-il faire intervenir les actions chimiques et électriques provoquées par les conferves au contact de la peau, ou bien encore l'existence de microcoques et de bacilles analogues à ceux trouvés récemment dans les sources de Vichy ? Y a-t-il lieu enfin de faire appel à la théorie des actes réflexes pour expliquer les phénomènes observés, les guérisons obtenues ?

Nous avouerons humblement que dans l'état actuel de nos connaissances, la réponse n'est pas facile, et qu'il est impossible de préciser d'une façon mathématique le mode d'action des Eaux de Bagnoles dans la cure des Phlébites ; à notre avis, cette action est complexe. Nous pensons qu'il est plus pratique de choisir pour guide les résultats obtenus, et de s'en rapporter à une observation clinique faite d'une façon sincère et consciencieuse, que de faire appel à des hypothèses que pourrait susciter une imagination féconde, désireuse d'éveiller la curiosité publique et impatiente d'arriver à la renommée.

Aussi, en ce qui nous concerne, et nous basant sur notre expérience personnelle, nous sommes d'avis que les merveilleux effets des Eaux de Bagnoles dans la cure des Phlébites sont dus :

A leur action stimulante, commune à toutes les Eaux minérales de minéralisation analogue, qui détermine sur l'organisme une excitation dont la résultante est, suivant l'expression de Bordeu, un remontement général, un effet tonique sur la peau et l'ensemble de la constitution, réveillant la vitalité des tissus, et favorisant le développement de canaux de dérivation pour suppléer à l'insuffisance du canal veineux malade ;

A leur thermalité, qui par son action révulsive sur la peau rend la circulation périphérique plus vive, la circulation générale meilleure et facilite par conséquent la déplétion du système veineux ;

A leur action sédative, sur les nerfs sous-cutanés se transmettant au grand sympathique et facilitant ainsi la circulation en retour par la dilatation des vaisseaux, action provoquée surtout par la longue durée du bain, et qui produit une activité plus grande dans les échanges nutritifs, et par suite la résorption plus rapide des exsudats inflammatoires déposés dans les tuniques veineuses ;

A leur composition chimique, par la diminution de la tendance du sang à la plasticité, qui est le résultat de leur usage ;

A leur action diurétique et éliminatrice de l'acide urique et des urates, par son influence salutaire sur la diathèse arthritique qui constitue un terrain de prédilection pour le développement des Phlébites.

Tous ces effets thérapeutiques viennent s'ajouter les uns aux autres et se prêter un mutuel appui pour concourir au but commun : la guérison du malade.

TRAITEMENT

Cette étude serait incomplète sans l'indication des procédés suivis par nous dans la thérapeutique de la Phlébite ; aussi allons-nous aborder maintenant le traitement de cette affection.

Fixer la thérapeutique de la Phlébite par des règles précises est impossible. Elle est variable suivant l'état des malades, selon leur tolérance ou leur degré de réaction thermale, et pour son application, une direction médicale est absolument indispensable.

Habituellement notre thérapeutique consiste dans l'usage de l'Eau thermale en boisson, et dans l'emploi journalier de grands bains tempérés d'Eau minérale plus ou moins prolongés ; et généralement une, deux, quelquefois trois cures suffisent pour obtenir la cessation des douleurs, la disparition de l'œdème, la désobstruction du système veineux, et son retour à l'état normal ou son remplacement par le développement d'une circulation complémentaire.

Les douches sont, à notre humble avis, contre-indiquées dans le traitement des Phlébites ; s'il est vrai qu'elles peuvent rendre des services, lorsqu'il s'agit d'augmenter la pression intra-vasculaire et de combattre les stases veineuses, dépendant de la faiblesse ou de l'impuissance de l'organe central de la circulation, elles sont dangereuses dans la Phlébite, car elles constituent un massage aveugle, qui fera progresser et déplacer le caillot oblitérant le réseau veineux, et elles feront ainsi courir aux malades les dangers de l'embolie pulmonaire; enfin, nous ajouterons qu'elles pourraient provoquer de nouvelles poussées inflammatoires.

Nous ferons toutefois une réserve pour la douche en pluie générale ou le long du membre malade, d'une durée de quelques minutes, à la même température que le bain et le précédant; dans tous les cas, l'usage ne nous en paraît indiqué que dans les Phlébites d'origine rhumatismale et de date ancienne, et non dans les Phlébites dues à des altérations du sang ou de nature infectieuse. Ce genre de douche qui ne doit consister pour ainsi dire que dans un simple arrosage et avec la pression la plus minime, a été utilisé par le Dr Joubert chez la plupart des malades qui ont fait l'objet des dix observations publiées d'une façon très sommaire dans une notice de l'administration de l'établissement thermal; pour s'en convaincre, il suffira de consulter les rapports annuels envoyés par ce médecin-inspecteur au ministère des travaux publics et déposés aux archives de l'Académie de médecine. Nous devons dire cependant que dans les dernières années de sa pratique, le Dʳ Joubert avait à peu près renoncé à ce mode de traitement.

Le massage, alors même qu'il serait exécuté par les mains les plus expérimentées, nous paraît également présenter les plus grands dangers et doit être banni de la cure; la même observation s'applique à l'électrisation soit par courants continus, soit par courants interrompus.

Nous n'ignorons pas, certes, que le massage a été conseillé dans les Phlébites par quelques auteurs, notamment par le Dʳ Georges Berne, dans son traité « Le Massage. » Cet auteur s'exprime en ces termes : « Longtemps après l'apparition d'une Phlébite, lorsque la maladie ne se traduit plus que par la dilatation des vaisseaux veineux collatéraux (phénomène qui prouve l'oblitération et la transformation des veines primitivement malades, en cordons fibreux), le massage peut être utilement employé. Mais il faudra s'être minutieusement rendu compte qu'il n'existe, en aucun point des membres que l'on se propose de traiter, soit superficiellement, soit dans la profondeur des tissus, aucun point douloureux. »

Mais il s'agit, comme on le voit, de Phlébites parvenues à un âge très avancé; or cette catégorie de Phlébites est peu nombreuse à Bagnoles et nous nous trouvons la plupart du temps en présence de malades chez lesquels la période aiguë de la maladie n'est terminée que depuis quelques semaines ou quelques mois.

Aussi, sommes-nous moins disposé que jamais à modifier notre façon de voir et notre thérapeutique, qui était d'ailleurs celle de notre confrère, le Dr Joubert, et qui lui a valu tant de succès pendant vingt-cinq années.

Cette thérapeutique est simple, peu compliquée peut-être; elle est dans tous les cas exempte de danger et n'en a que plus de valeur. *Primum non nocere*, d'abord ne pas nuire, tel est selon nous un principe fondamental en médecine, dont il faut savoir ne pas se départir, surtout dans la pratique thermale; nous nous en sommes toujours inspiré dans le cours de notre carrière déjà longue, et loin de le regretter, nous nous en félicitons.

OBSERVATIONS

Nous joignons à notre travail les observations personnelles les plus intéressantes que nous avons recueillies ; nous les faisons précéder d'abord d'une observation empruntée à la thèse si instructive de notre excellent collègue, le Dr Levassort, de Mortagne, et qui n'a pas encore été publiée dans les ouvrages spéciaux ; puis nous y ajoutons quelques-unes des observations les plus concluantes empruntées à la pratique de M. le Dr Joubert, ex-médecin-inspecteur de notre station balnéaire.

Nos observations personnelles ont été résumées autant que possible, et nous en avons éliminé tous les détails encombrants qui en auraient rendu la lecture pénible et grossi sans intérêt cette brochure.

OBSERVATION I (Dr LEVASSORT)

Phlébite rhumatismale.
Accidents d'Embolie pulmonaire.
Amélioration par le traitement à Bagnoles.

M. G..., âgé de 35 ans : père atteint de rhumatisme chronique depuis l'âge de 30 ans, oncles également atteints, grand-père paternel perclu par les rhumatismes pendant trois ans, jusqu'à la fin de sa vie ; mère indemne.

Ce malade n'a jamais eu d'attaque de rhumatisme articulaire aigu ; pas de varices, ni varicocèle. Au mois de février 1869, douleur dans le scrotum, testicule gonflé d'un côté seulement, sans blennorrhagie. Deux jours après, un point douloureux apparaît sur le trajet de la saphène interne, au milieu de la cuisse droite, et reste stationnaire pendant huit jours. Au bout de ce temps, à la suite d'une marche un peu forcée, la douleur se continue sur le trajet de la veine jusqu'à l'articulation du genou, dont les mouvements sont très pénibles, mais il n'y a pas d'arthrite. On sent un cordon comme un chapelet. A la fin du mois d'avril, ces phénomènes sont disparus, mais, à la moindre marche, la même chose se répète au niveau du mollet et en dedans. On fait porter au malade des bandes de flanelle, avec lesquelles la jambe est serrée jusqu'au genou.

Au mois de mars 1871, petite vérole, puis sueurs continuelles aux jambes et en même temps sciatique du membre inférieur gauche, et attaque de Phlébite au niveau du mollet de la jambe droite jusqu'au genou.

Au mois de mai 1872, à la suite d'une marche forcée, Phlébite de la saphène interne au niveau du genou, descendant jusqu'au mollet.

Au mois d'octobre de la même année, à la suite d'une chute, une grosseur apparaît sous la forme de corde, en arrière du mollet jusqu'au genou.

En 1878, petites Phlébites de la jambe sur le trajet de la saphène interne ; apparition de cordons durs et bleuâtres dans les veines tributaires de la saphène interne à la cuisse.. En 1879 et 1880, les veines honteuses sont atteintes à leur tour. A ce moment apparaît, un réseau veineux, dilaté à la partie externe de la hanche et de la partie supérieure de la cuisse droite.

En 1881, à la suite d'un mouvement dans le lit, battements de cœur précipités et bourdonnements dans les oreilles, grande dyspnée, angoisse continuelle, malade crache filets de sang et caillots (Embolies).

Au commencement de juillet, attaque de Phlébite des quelques veines de la partie antérieure de la cuisse gauche ; à la fin de ce mois, le Dr Léon Labbé, consulté, ordonne les Eaux de Bagnoles-de-l'Orne. A cette époque, le malade ne pouvait pas faire cinq cents mètres sans se reposer, jambes toujours entourées de bandes de flanelle.

Le malade part pour Bagnoles le 2 avril et commence à prendre des bains. Fait à peu près six cents mètres par jour, pour se rendre à l'établissement. Boit de l'eau de la grande source aux repas seulement. Il prend treize bains, deux par jour, à la suite desquels il se sentait beaucoup mieux. Les veines du mollet droit qui étaient toujours restées dures et bosselées, se ramollissent et ne font plus autant saillie.

A ce moment, le malade ayant fait beaucoup plus de chemin à pied qu'il ne lui en était permis, est atteint d'une attaque aiguë qui l'oblige à suspendre son traitement.

OBSERVATION II (Dr JOUBERT)

Phlébite traumatique.

M. L..., âgé de 47 ans, chef de bureau à l'administration du chemin de fer du Nord, d'une très bonne santé jusqu'à la guerre de 1870. Pas de varices. Pendant le siège de Paris, à la suite de fatigues, Phlébite de la saphène interne ; veine grosse comme le doigt, très dure et ne se laissant pas comprimer, douloureuse à la moindre fatigue, le malade ne pouvant pas aller de la rue de Trévise à la gare du Nord, malgré un bas élastique qu'on lui faisait porter depuis 1870. C'est dans cet état qu'il fut envoyé à Bagnoles en 1873.

Traitement : Bains seulement, au début, puis douches en pluie, suivies d'un bain de trois quarts d'heure de durée après lequel le malade se reposait au lit. A la fin du traitement, qui a duré trente jours, le malade marchait sans inconvénient avec son bas, il put reprendre ses occupations.

Pendant cinq années de suite, le malade revint à Bagnoles, vingt et un jours chaque fois, par crainte de récidive.

La saphène s'était atrophiée complètement comme s'il n'y avait plus de circulation dans cette veine, mais il n'existait point de cordon dur comme s'il y avait eu transformation fibreuse. Par contre, les collatérales s'étaient développées.

OBSERVATION III (Dr Joubert)
Phlébite, suite de couches.

Mme C..., 29 ans, femme d'officier, fille de rhumatisants, bonne santé habituelle, grossesse très difficile. Phlébite de la jambe gauche après l'accouchement, fut amenée de Laon à Bagnoles, le dix-huitième mois de sa maladie, œdème de tout le membre, veine saphène dure, très douloureuse et enflammée du genou à l'aine ; la malade a beaucoup souffert pendant le voyage de Laon à Bagnoles.

Après 48 heures de repos et d'applications anti-plogistiques, bains chauds plus ou moins prolongés tous les deux jours au début, puis tous les jours, eau thermale en boisson dans l'intervalle des repas, eau ferrugineuse avec le vin des repas pour combattre l'état anémique. L'amélioration fut rapide et la malade quitta Bagnoles dans un état très satisfaisant, bien qu'elle n'eût pu prendre que 22 bains à cause de la fermeture de l'établissement à la fin de la saison. L'amélioration s'accentue pendant l'hiver et Mme C... nous revient guérie l'année suivante.

OBSERVATION IV (Dr JOUBERT)

Phlébite rhumatismale.

M. l'abbé G..., 33 ans, rhumatisant héréditaire, ne pouvant continuer l'exercice de son ministère dans les paroisses fut nommé, quoique jeune, aumônier d'un hôpital parce que la marche et la plus légère fatigue déterminaient, dans les deux jambes, une inflammation intra-veineuse très douloureuse qui le retenait au lit souvent plusieurs mois consécutifs. La moyenne de son bulletin de santé annuel était huit mois de lit ou de chambre et quatre mois d'un état sanitaire relativement bon. Il pouvait alors, dit-il, aller dîner chez les confrères.

M. l'abbé G... fit une première saison à Bagnoles en 1883, dont le résultat fut particulièrement favorable; il ne se produisit, d'une saison à l'autre, ni crise rhumatismale, ni phlébite consécutive. En 1884, la cure réduite à quinze jours pour des raisons administratives fut moins heureuse; il y eut récidive pendant l'hiver mais bénigne. Il en a été ainsi jusqu'à ce jour.

OBSERVATION V (Dʳ JOUBERT)

Phlébite consécutive à une fièvre typhoïde.

M. de G..., 27 ans, santé habituelle très bonne, fut, à la suite d'une fièvre typhoïde, pris de Phlébite de la jambe droite pour la cure de laquelle il fit deux saisons dans les stations hydro-thermales des Pyrénées suivies d'amélioration réelle mais insuffisante pour lui permettre de reprendre sa vie active habituelle :

équitation, chasse à courre et à tir, etc. Ce n'est que la troisième année que M. de G... vint à Bagnoles suivre un traitement de 28 jours après lequel il partit guéri.

Dans la crainte d'une récidive, M. de G... revint l'année suivante faire une saison de 21 jours.

Cette guérison date de 4 ans et se maintient.

OBSERVATION VI (Dr JOUBERT)
Phlébite puerpérale.

Mme D..., âgée de 22 ans, habitant Paris, arrive à Bagnoles avec une Phlébite de la saphène interne, après un accouchement survenu il y a dix mois. A son arrivée, au mois de juillet 1871, engorgement des deux membres inférieurs, œdème, marche impossible depuis l'accouchement. Traitée à Paris sans résultat. Rien de particulier dans le bassin. La malade ne se levait pas d'une façon absolue.

Bains tempérés tous les jours, d'une heure de durée. Repos au lit après le bain. Après quinze bains, tous les deux jours, une douche en pluie, générale, à la même température, suivie d'un bain de trente minutes. Quinze douches et bains. Pendant tout ce temps, eau thermale en boisson à volonté, environ quatre verres par jour.

A partir du quinzième bain, la malade peut prendre progressivement de l'exercice à pied. A la fin de son séjour, elle est partie complètement guérie. Rien du côté de l'utérus, ni des jambes. L'état de santé semblait complet.

Cette malade, avec laquelle M. le Dr Joubert est resté en relations, n'a pas eu de récidive. Depuis cette époque, il y a eu deux accouchements sans nouvelle complication de Phlébite. L'hiver qui a suivi le traitement, cette malade montait et descendait quatre étages, sans peine aucune.

OBSERVATION VII (Dr Joubert)
Phlébite puerpérale.

Mme B...., âgée de 30 ans, lymphatique, habite le Havre. Phlébite de la jambe gauche, suite de couches. Bains tempérés prolongés. Douches en pluie. Eau thermale en boisson. Guérison (Rapport de 1874).

OBSERVATION VIII (Dr Joubert)
Phlébite puerpérale.

Mme L...., âgée de 30 ans, lymphatique, habite Paris. Phlébite des membres inférieurs, suite de couches. Bains tempérés prolongés au début. Douches en pluie le long du membre malade. Eau thermale en boisson. Guérison qui s'est maintenue les années suivantes (Rapport de 1876).

OBSERVATION IX (Personnelle)

Phlébite puerpérale.

Mme F..., âgée de 36 ans.

Antécédents héréditaires : Père vivant, mais atteint de rhumatisme chronique, et mère morte d'une congestion pulmonaire.

Antécédents personnels : Bonne santé antérieure. Quinze jours après accouchement pénible qui avait nécessité l'emploi du forceps, et, malgré l'emploi méthodique des antiseptiques, apparition de Phlébite double ; neuf mois après, la malade se décide à venir à Bagnoles, non sans avoir tenté d'essayer les médications usitées en pareille circonstance.

Réglée régulièrement, tous les mois migraine.

État actuel : Œdème des deux jambes mais peu considérable ; à la face externe et à la face interne des jambes, réseau veineux très développé ; douleurs vives se produisant par accès et surtout pendant la marche.

Traitement : Bains à 34° d'une heure suivis de repos au lit, et au nombre de 22.

Eau thermale en boisson.

Accès de migraine plus fréquents, tous les huit jours, pendant la durée du traitement qu'il a fallu interrompre à cause des règles ; elles ont été plus abondantes qu'à l'ordinaire et plus pénibles par suite de vives douleurs dans les reins et dans le ventre.

A la fin du traitement, disparition de l'œdème, veines moins apparentes ; la marche devenue facile n'occasionne plus les douleurs accusées antérieurement.

OBSERVATION X (Personnelle)

Phlébite consécutive à l'Influenza
varices.

Mme D..., âgée de 60 ans, propriétaire à Paris.

Antécédents héréditaires : Père mort d'une fluxion de poitrine, mère d'une affection organique du cœur.

Antécédents personnels : Fièvre typhoïde à 16 ans, variole à 18 ans, rhumatisme articulaire à 30 ans, quinze jours après accouchement.

Depuis 15 ans, varices volumineuses sur la saphène interne gauche.

Il y a 13 ans, chute sur les genoux, suivie d'un érysipèle à la jambe gauche.

Au mois de novembre 1893, influenza ; puis, vingt jours après, Mme D... était en convalescence, lorsqu'en montant l'escalier qui conduisait à sa chambre, elle ressentit une douleur extrêmement vive dans le mollet gauche, puis fut obligée de s'aliter pour une Phlébite de la saphène interne.

État actuel : Œdème considérable du membre inférieur gauche.

Veines très saillantes et flexueuses ; anesthésie de la face externe de la cuisse.

Oppression et vertiges ; rien à noter du côté du cœur, des poumons et des reins.

Marche très pénible.

Traitement : Chaque jour, un bain à 35° d'une heure de durée, suivi de repos au lit. Eau thermale en boisson.

Au bout de dix jours de traitement, amélioration sensible ; la mensuration de la jambe prise au-dessous de la rotule indique une diminution de l'œdème d'un centimètre 1/2.

A la fin du traitement qui a duré 25 jours, disparition de l'œdème, varices moins volumineuses, marche facile ; oppression et vertiges n'existent plus.

Guérison.

OBSERVATION XI (Personnelle)

Phlébite variqueuse.

Mlle V..., âgée de 59 ans.

A. H. : Arthritisme.

A. P. : Réglée à 15 ans : bonne santé antérieure, varices à la jambe droite depuis l'âge de 35 ans; entorse il y a trois ans, suivie quelques semaines après de Phlébite, qui paraissait n'avoir laissé aucune trace.

Une année après, récidive de la Phlébite, précédée par l'apparition d'une plaque d'eczéma au niveau de la région malade.

État actuel : A la partie inférieure de la face interne de la jambe droite, on constate un paquet veineux très développé, bosselé et douloureux, avec œdème du tiers inférieur de la jambe; marche assez pénible.

Traitement : Chaque jour un bain tempéré d'une heure.

Eau thermale en boisson.

Au bout de huit jours, urines plus abondantes avec élimination d'acide urique et d'urates, diminution notable des douleurs et de l'œdème; la mensuration au niveau de la tumeur veineuse, indique deux centimètres en moins. Prescription d'un second bain à partir du quinzième jour qu'il faut supprimer le surlendemain, par suite de l'agitation de la malade et de la perte de sommeil; diminution de plus en plus considérable de l'œdème qui disparaît après le vingt-huitième bain. ainsi que les douleurs.

Guérison.

OBSERVATION XII (Personnelle)

Phlébite traumatique.

M. M..., âgé de 52 ans.

A. H. : Rien de particulier.

A. P. : Bonne santé antérieure. Fracture de la jambe droite il y a un an, Phlébite consécutive.

État actuel : On sent, par la palpation, le long de la veine fémorale un cordon dur, noueux et caractéristique; puis œdème notable de la jambe. Marche difficile et pénible.

Traitement: Les quatre premiers jours, bain à 35°, d'une demi-heure; les huit jours suivants, il arrive progressivement à prendre des bains d'une heure; enfin, les dix jours qui suivent, il prend matin et soir des bains d'une durée de trois quarts d'heure.

Eau thermale en boisson.

Vers le douzième jour, le malade se trouve un peu mieux et à la fin du traitement, il est presque guéri ; il reste toutefois un peu d'œdème périmalléolaire.

M. M... revient l'année suivante faire un traitement semblable et quitte Bagnoles complètement guéri.

OBSERVATION XIII (Personnelle)

Phlébite puerpérale.

Mme F..., âgée de 42 ans.

A. H. : Rien de particulier.

A. P. : Rougeole à 8 ans. Pneumonie à 16 ans. Phlébite en 1885, début, cinq jours après accouchement.

En 1887, kyste des ovaires, opération faite à Paris avec succès, en 1889.

État actuel : Œdème des deux jambes augmentant notablement tous les soirs pour diminuer le matin ; douleurs vives, ne peut rien supporter sur les jambes ; marche assez facile, mais ne peut rester debout longtemps sans éprouver une grande lassitude. Constipation opiniâtre.

Traitement : Vingt-cinq bains à 34° et d'une durée d'une heure.

Eau thermale en boisson.

Au bout de quinze jours, les douleurs disparaissent et on note une diminution considérable de l'œdème qui n'existe plus à la fin du traitement, et Mme F... peut reprendre son existence habituelle.

OBSERVATION XIV (Personnelle)

Phlébite rhumatismale.

M. L..., âgé de 48 ans.

A. H. : Arthritisme.

A. P. : Fièvre typhoïde en 1880. Début de la Phlébite en juin 1893; repos absolu et immobilisation du membre atteint dans une gouttière Bonnet jusqu'au 11 avril; marche ensuite à l'aide de béquilles jusqu'au mois d'octobre; et en ce moment faisant usage d'un bas élastique, il essaie de reprendre ses occupations habituelles, mais la marche est difficile et pénible, il ne peut rester debout ni monter les escaliers, se décide alors, sur le conseil de son médecin, à venir faire une cure à Bagnoles.

État actuel : Œdème considérable du membre inférieur droit, induration sur le trajet de la saphène interne.

Traitement : Vingt et un bains tempérés d'une heure de durée.

Eau thermale en boisson.

M. L... quitte Bagnoles dans un état très satisfaisant. Disparition à peu près complète de l'œdème. Marche devenue facile, peut monter les escaliers et rester debout.

OBSERVATION XV (Personnelle)

Phlébite pelvienne avec extension aux veines de la cuisse du côté droit (origine puerpérale).

Mme C..., âgée de 45 ans.

A. H. : Rien de particulier à noter.

A. P. : Bonne santé antérieure sauf quelques troubles nerveux. Il y a dix ans, Phlébite survenue huit jours après accouchement. Depuis cette époque, nombreux accidents utérins et vésicaux ; il y a deux ans, amputation conoïde du col de l'utérus pour hypertrophie notable, avec métrite chronique, puis une colporrhaphie antérieure pour une cystocèle. À plusieurs reprises, lavage de la vessie sans succès.

État actuel : Œdème considérable de la cuisse droite. Marche impossible,

Traitement : Bains à 35° de trois quarts d'heure de durée, puis d'une heure.

Eau thermale en boisson.

A la fin du traitement qui n'a pu être suivi que pendant vingt et un jours, Mme C... a pu se tenir debout, faire quelques pas dans sa chambre ; l'amélioration a été en outre caractérisée par une diminution notable de l'œdème.

OBSERVATION XVI (Personnelle)

Périphlébite rhumatismale.

Mme D..., âgée de 52 ans.

A. H. : Père atteint de rhumatisme chronique et mort à la suite d'une pneumonie.

Mère bien portante.

A. P. : Bien réglée, santé excellente jusqu'à 40 ans, date des premières manifestations rhumatismales qui se sont succédées chaque année et ont nécessité plusieurs cures à Aix-les-Bains.

Phlébite au bras gauche, il y a dix ans. Varices aux jambes depuis cinq à six ans.

État actuel : Mme D... arrive d'Aix-les-Bains où elle s'était rendue pour de la périarthrite du genou gauche, qui n'est pas actuellement disparue, et qui lui occasionne des douleurs assez vives.

Les jambes sont enflées par gêne circulatoire, sans Phlébite, avec simple induration péri-veineuse.

Mensuration prise au niveau de l'angle inférieur de la rotule :

Jambe gauche : 41 centimètres.

Jambe droite : 38 centimètres.

Appétit normal, l'estomac remplit bien ses fonctions, mais constipation opiniâtre.

Très nerveuse. Insomnie, voit arriver la nuit avec inquiétude et se plaint de fourmillements continuels dans la tête.

Traitement : Chaque jour, un bain à 35° d'une durée d'une heure, suivi de repos au lit.

Eau thermale en boisson.

Tous les deux jours, un verre d'Eau d'Hunyadi-Janos, et le soir, une cuillerée de sirop de Chloral.

Au bout de huit jours, amélioration sensible ; diminution notable de l'œdème, urines plus abondantes chargées d'acide urique et d'urates, douleurs moins fréquentes dans le genou et sommeil meilleur.

Mme D... quitte Bagnoles après avoir pris vingt-quatre bains et à peu près complètement guérie. Plus d'œdème, plus d'induration péri-veineuse, et notre malade peut marcher, monter les escaliers, ce qu'elle ne faisait que très difficilement au moment de son arrivée dans notre station.

Mensuration :

Jambe gauche : 37 centimètres.

Jambe droite : 37 centimètres.

OBSERVATION XVII (Personnelle)

Périphlébite (origine infectieuse).

Mme de C..., âgée de 35 ans.

A. H. : Arthritisme.

A. P. : Bonne santé antérieure.

Il y a trois ans, à la suite d'un hématome suppuré, qui a nécessité une immobilité prolongée, Mme de C... a eu dans les deux genoux des manifestations rhumatismales caractérisées par des craquements et des douleurs. A plusieurs reprises la fatigue a déterminé des congestions de la synoviale, avec épanchements qui ont disparu après quelques jours de repos.

Le système veineux de la jambe gauche, à la suite de la suppuration de l'hématome, a été le siège d'un peu de périphlébite.

État actuel : A la face interne de la cuisse droite, on constate de l'induration des parois veineuses, et de l'œdème de tout le membre. Marche difficile.

Traitement: Trente bains tempérés d'une durée d'une heure. Eau thermale en boisson.

Mme de C... quitte Bagnoles dans un état très satisfaisant.

L'induration des parois veineuses et l'œdème sont disparus, et la marche est devenue facile.

OBSERVATION XVIII (Personnelle)

Phlébite goutteuse.

M. R..., âgé de 62 ans.

A. H. : Rien à noter.

A. P. : Manifestations goutteuses à diverses époques.

Phlébite il y a dix ans, guérie au bout de deux mois.

Varices à la jambe droite depuis huit ans.

Il y a trois mois, nouvelle attaque de goutte au pied droit, suivie de Phlébite.

État actuel : Œdème de la jambe droite, mais peu développé ; légère induration de la veine tibiale, marche difficile.

Traitement : Chaque jour un bain à 35°. Durée : une heure, repos ensuite au lit.

Eau thermale en boisson et à volonté, en moyenne six à sept verres par jour.

M. R... quitte Bagnoles après avoir pris vingt bains et complètement guéri.

Plus d'œdème, disparition de l'induration, marche facile.

OBSERVATION XIX (Personnelle)

Phlébite puerpérale. — Double pied bot varus équin.

Amélioration.

Mme L..., âgée de 35 ans, vient à Bagnoles en juillet 1894, sur les conseils de M. le Dr Léon Labbé.

A. H. : Arthritisme.

A. P. : Rien de particulier à signaler jusqu'à l'année 1884, époque de la première grossesse, qui fut marquée par de graves crises d'éclampsie.

Deuxième grossesse en 1888; quelques manifestations nerveuses sans importance.

Troisième grossesse en 1893 et accouchement facile le 28 septembre de la même année.

Le 5 octobre, apparition brusque d'une douleur vive au mollet de la jambe gauche, suivi d'œdème du membre.

La jambe droite est atteinte à son tour le 11 octobre, et, le 13 octobre, de violentes douleurs survenues du côté de l'abdomen, avec nausées et vomissements, firent redouter aux médecins traitants une péritonite, mais tous ces accidents disparurent au bout de sept à huit jours.

Le 17 octobre, les jambes furent immobilisées dans une gouttière.

Au bout de quarante jours, les gouttières furent enlevées et on constata avec surprise une attitude vicieuse des pieds qui ne permettait plus à Mme L... de se tenir debout. Trois médecins furent appelés et proposèrent de sectionner le tendon d'Achille.

La ténotomie acceptée par la malade et sa famille fut refusée par M. L... au moment de l'opération, alors que sa dame était déjà sous l'influence de l'anesthésie chloroformique ; on se contenta de tenter de faire disparaître les contractures, mais sans succès.

État actuel : Œdème considérable des membres inférieurs, attitude vicieuse des articulations du cou de pied, beaucoup plus caractérisée à gauche qu'à droite.

Les pieds, notamment le pied gauche, sont en varus équin. En imprimant à l'articulation tibio-tarsienne des mouvements énergiques, on produit une diminution notable de la déviation en dedans, mais il est impossible de modifier l'extension forcée, c'est-à-dire l'équinisme.

La poulie astragalienne gauche forme saillie en avant de la mortaise tibio-péronière.

A la partie postérieure des pieds, cordon très tendu formé par le tendon d'Achille.

Aux deux pieds, élargissement de la région méta-tarsienne et flexion très prononcée des orteils, en forme de griffe.

L'articulation des genoux ne peut exécuter aucun mouvement.

Hyperesthésie cutanée aux deux jambes.

Traitement : Bains tous les jours à 35° d'une heure de durée. Après quinze bains, un second bain le soir de trois quarts d'heure de durée.

Eau thermale en boisson à volonté, en moyenne six verres par jour.

A la fin de chaque bain, mouvements imprimés aux articulations avec tentatives de redressement.

Mme L...., quitte Bagnoles après avoir pris

trente-six bains, et avec une amélioration très sensible.

Diminution considérable de l'œdème des deux jambes d'environ deux centimètres.

Attitude vicieuse des pieds notablement modifiée, au point qu'elle peut maintenant poser le talon gauche sur le sol, et que le dernier jour de sa cure, elle a pu se tenir debout et marcher pendant quelques instants soutenue par deux personnes.

Les articulations des genoux fonctionnent relativement bien.

Plus d'hyperesthésie cutanée.

Mensurations prises au niveau de l'angle inférieur de la rotule.

	12 juillet	24 juillet	8 août
Jambe gauche...	40 cent.	39 cent.	38 cent.
Jambe droite ...	39 cent.	38 cent.	38 cent.

OBSERVATION XX (PERSONNELLE)

Phlébite variqueuse.

M. C..., âgé de 53 ans.

A. H. : Père rhumatisant, mère indemne.

A. P. : Bonne santé antérieure. Varices nombreuses et développées à la jambe droite. Depuis quatre mois, gonflement des jambes.

État actuel : Œdème notable des deux jambes, peu douloureux, marche difficile.

Traitement : Bains à 34° d'une heure de durée.

Eau thermale en boisson, quatre ou cinq verres par jour.

Au bout de huit jours, amélioration considérable, et disparition à peu près complète de l'œdème, lorsque M. C... dans une promenade fait une chute sur les genoux, suivie de douleurs vives dans les jambes et de la réapparition de l'œdème.

Repos à la chambre pendant trois jours, puis bain d'une durée d'une heure et quart.

M. C... quitte Bagnoles après une saison de vingt jours dans un état satisfaisant.

Plus d'œdème. Marche facile.

OBSERVATION XXI (PERSONNELLE)

Phlébite variqueuse (traumatisme).

Mme V.... âgée de 48 ans.

A. H. : Rhumatisme.

A. P. : Névralgie sciatique du côté gauche, avec atrophie musculaire, depuis six ans.

Rhumatisme subaigu, principalement localisé au genou droit.

Varices volumineuses siégeant sur la veine saphène interne droite et développées, surtout depuis dix ans, époque de la dernière grossesse.

Manifestations rhumatismales, ont nécessité plusieurs séjours à Aix-les-Bains.

Au mois de juin 1894, Mme V... a été atteinte de Phlébite, à la suite du choc trop violent produit sur les varices, par une douche à forte pression.

Rentrée immédiatement à Paris, repos absolu pendant trois mois, traitement habituel; puis, la période aiguë étant terminée, la malade nous est adressée à Bagnoles.

Etat actuel : Engorgement de la saphène, avec nodosités irrégulières sur son trajet. Lourdeur et gonflement du membre inférieur.

Arthrite du genou droit avec douleurs vives.

Marche impossible.

Traitement : Bains tempérés. Une heure de durée pendant les quinze premiers jours, et, ensuite, un second bain, le soir, d'une demi-heure.

Eau thermale en boisson à volonté.

Mme V..., après avoir pris trente bains, a quitté Bagnoles dans un état très satisfaisant, au point de vue de l'état veineux.

Disparition de l'œdème ; il ne reste plus qu'une très légère induration de la veine, mais la marche est toujours difficile, en raison de l'état du genou qui ne s'est pas sensiblement modifié.

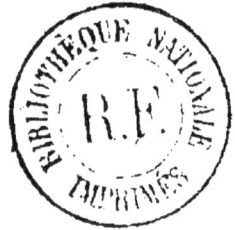

TABLE DES MATIÈRES

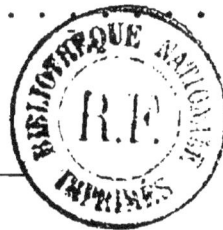

Typographie Gaigé, Domfront (353-95).

www.ingramcontent.com/pod-product-compliance
Lightning Source LLC
Chambersburg PA
CBHW030932220326
41521CB00039B/2148